BEI GRIN MACHT SICH IHR WISSEN BEZAHLT

- Wir veröffentlichen Ihre Hausarbeit, Bachelor- und Masterarbeit

- Ihr eigenes eBook und Buch - weltweit in allen wichtigen Shops

- Verdienen Sie an jedem Verkauf

Jetzt bei www.GRIN.com hochladen und kostenlos publizieren

GRIN

Routinen und Rituale im Leistungssport. Stressabbau und Leistungsunterstützung durch Warm-Up Routinen

Am Beispiel des NBA-Spielers Stephen Curry

Manuel Knobelspieß
Loreena Hadaschik

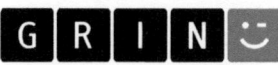

Bibliografische Information der Deutschen Nationalbibliothek:

Die Deutsche Nationalbibliothek verzeichnet diese Publikation in der Deutschen Nationalbibliografie; detaillierte bibliografische Daten sind im Internet über http://dnb.d-nb.de abrufbar.

ISBN: 9783346285829
Dieses Buch ist auch als E-Book erhältlich.

© GRIN Publishing GmbH
Nymphenburger Straße 86
80636 München

Alle Rechte vorbehalten

Druck und Bindung: Books on Demand GmbH, Norderstedt Germany
Gedruckt auf säurefreiem Papier aus verantwortungsvollen Quellen

Das vorliegende Werk wurde sorgfältig erarbeitet. Dennoch übernehmen Autoren und Verlag für die Richtigkeit von Angaben, Hinweisen, Links und Ratschlägen sowie eventuelle Druckfehler keine Haftung.

Das Buch bei GRIN: https://www.grin.com/document/947164

Universität Erfurt

Erziehungswissenschaftliche Fakultät

Sport- und Bewegungswissenschaften

Sporttheorie 3: Naturwissenschaftliche Vertiefung

Inwiefern helfen Routinen und Rituale beim Stressabbau und bei der Leistungsunterstützung im Leistungssport?

Eine Hausarbeit am Beispiel des NBA-Spielers Stephen Curry

Vorgelegt von: Loreena Hadaschik   Manuel Knobelspieß

Inhaltsverzeichnis

1. Einleitung

Immer wieder geraten wir Menschen in Situationen, die wir als stressig empfinden und in denen verschiedene Menschen auf sehr unterschiedliche Methoden der Stressreduktion zurückgreifen. Gerade für Sportler treten solche Situationen oft vor Wettkämpfen bzw. wichtigen sportlichen Ereignissen auf, also genau in den Momenten, in denen höchste Konzentration und Leistungsbereitschaft gefragt ist. Wie aber kann in solchen Situationen das Stressempfinden gesenkt werden und welche Vorgehensweisen und Techniken gibt es, die gleichzeitig nicht nur Stress reduzieren, sondern außerdem auch noch zur Leistungsoptimierung führen können? Menschliche Gewohnheiten, wie Routinen und Rituale, sind in vielen Kulturen in sehr vielen Bereichen des Lebens ein fester Bestandteil. So auch im Sport und das vor allem, wenn es sich um den Leistungssport handelt. Jeder Spitzensportler besitzt dementsprechend ein festes Repertoire an Übungen und Bewegungen, das er in sein Training integriert und regelmäßig wiederholt. Gerade vor Wettkämpfen gilt eine routinierte Erwärmung als besonders wichtig, da so die Muskulatur gelockert und erwärmt wird, um im Wettkampf möglichst gute Leistungen zu erbringen. Dienen diese Warm-Up Routinen dabei lediglich der physischen Erwärmung oder können sie auch als Techniken der mentalen Stressreduktion vor dem anstehenden Wettkampf gesehen bzw. genutzt werden? Diese Fragen möchten wir in unserer schriftlichen Ausarbeitung beantworten. *Dabei beziehen wir uns auf verschiedene Verfahren der Stressreduktion (Coping-Strategien) sowie Routinen und Rituale im Basketball und Tennis. Im Blickpunkt steht dabei Stephen Curry, professioneller Basketballspieler der Golden State Warriors, der durch seine ungewöhnlichen Aufwärmmethoden aufgefallen ist.*

2. Definition Routine

Das Wort „Routine" kommt laut Duden online ursprünglich aus dem französischen und bedeutet eigentlich „Wegerfahrung". Der Begriff Routine wird in unserer Gesellschaft in den verschiedensten Bereichen gebraucht und definiert. In dieser Ausarbeitung wird sich aber in erster Linie auf den Routine-Begriff im folgenden Sinne bezogen: Routine wird unter anderem verstanden als die Fähigkeit, eine bestimmte Tätigkeit sehr sicher, schnell und wiederholt auszuführen, die sich eine Person durch Erfahrungen über einen längeren Zeitraum angeeignet hat (vgl. Duden online). Darunter zu verstehen ist beispielsweise die Gewohnheit sich vor dem Schlafengehen jedes Mal die Zähne zu putzen. Eine Gewohnheit, die sich eine Person angeeignet hat, die (in diesem Fall) zum täglichen Ablauf dazugehört.

3. Definition Ritual

Auch Rituale sind durch eine feste, sich wiederholende, und gleichbleibende Struktur geprägt. Allerdings mit dem Unterschied, dass Rituale auch religiöse Handlungen, Riten, Bräuche und Zeremonien sein können (vgl. Duden online). Rituale sind dadurch gekennzeichnet, dass sie nach bestimmten vorgegebenen Regeln durchgeführt werden und oft einen Symbolgehalt beinhalten. Sie können mit besonderen Wortformeln oder festgelegten Gesten einhergehen (vgl. Online Lexikon für Psychologie und Pädagogik). Sie tragen oft eine starke psychologische Bedeutung und können in den verschiedensten Lebensbereichen ausgeführt werden. So gibt es neben religiösen Ritualen und denen weltlicher Art zum Beispiel auch Rituale der Körperpflege, im Bereich Sport oder aber auch bezogen auf die Arbeit und den Beruf. Rituelle Verhaltensweisen werden zudem oft mit der Bedeutung von Leistung, Entwicklung, Bewusstheit, Ehrgeiz und Kreativität verbunden (vgl. ebd.).

Wie genau aber Routinen und Rituale im Spitzensport gezielt eingesetzt werden und wie diese Routinen aussehen können und welche Wirkung sie möglicherweise erzielen können, soll unter anderem anhand von zwei Beispielen in der zweiten Hälfte dieser Ausarbeitung genauer thematisiert werden.

4. Stress

Für Stress gibt es an sich keine einheitliche Definition. Nahezu jeder kennt es, das „Stressgefühl", und kann es als einen unangenehm wahrgenommenen Zustand beschreiben. Zapf und Semmer (2004) definierten Stress dementsprechend wie folgt:

> „Stress ist ein subjektiv unangenehmer Spannungszustand, der aus der Befürchtung entsteht, eine aversive Situation nicht ausreichend bewältigen zu können."

Dennoch braucht der Mensch laut Leonhard (2016) Stress zum Überleben. Genauso wie es notwendig ist sich körperlich anzustrengen, um Muskeln aufbauen zu können und dadurch stärker und ausdauernder zu werden, genauso sehr sind auch psychische Herausforderungen wichtig, um unseren Geist zu entfalten und immer wieder Neues zu lernen. Stresserfahrungen führen in bestimmtem Maße zu Stresstoleranz und damit zu einer „Stärkung" des Organismus und tragen somit zur Erlangung einer körperlichen Bestform bei (vgl. Leonhard, 2016). Daraus lässt sich schließen, dass Stress nicht grundlegend etwas Negatives ist. Ist ein bestimmter Grad an Tempo, Belastung und Risiko nicht vorhanden, fehlt „der Pep" im Leben und die Entwicklung der Widerstandskraft und Leistungsfähigkeit wird gehemmt (vgl. Huch & Jürgens, 2015).

4.1 Eustress und Dysstress

Stress ist zum einen einer der bedeutsamen Auslöser negativer Emotionen, sowie psychischer, als auch physischer Erkrankungen (vgl. Huch & Jürgens, 2015). Zum anderen können stressige Situationen auch Herausforderungen darstellen. Werden stressige Situationen erfolgreich bewältigt (zum Beispiel das Gewinnen in einem bedeutenden Wettkampf), so löst dies positive Emotionen aus. Dies wiederum führt zu dem Gefühl, das Leben bewältigen zu können und stärkt sogar das Immunsystem (vgl. Huch & Jürgens, 2015). Daher wird Stress in „positiven" und „negativen" Stress unterteilt. Die Bezeichnung für „positiven Stress" ist der sogenannte Eustress. Dabei kommt das „eu" aus dem Griechischen und bedeutet „gut". Der schädigend wirkende Stress wird als Dysstress bezeichnet. Das „dys" kommt ebenfalls aus dem Griechischen und bedeutet so viel wie „ungünstig, störend" (vgl. ebd.). Ein Beispiel für Eustress ist eine Hochzeit, für die sehr viel organisiert und geplant werden muss, was durchaus mit Stress verbunden ist. Da die Hochzeit aber als sehr wünschenswertes positives Ereignis wahrgenommen wird, kann man die Situation als Eustress bezeichnen. Das Gegenteil ist bei langanhaltendem Stress durch beispielsweise permanente Belastung und Überforderung im Job der Fall. Wenn nicht abzusehen ist, dass sich der Stress in Zukunft verringert oder die Situation besser wird, wird es als Dysstress genannt.

4.2 Methoden des Stressabbaus

Um aktiv gegen (sich negativ auswirkenden) Stress vorgehen zu können, ist es zunächst einmal wichtig sich Zeit für den Stressabbauprozess zu nehmen, also gezielt Zeitabschnitte dafür einzuplanen und auch einzuhalten, selbst wenn man eigentlich noch so viel anderes tun müsste (vgl. Huch & Jürgens, 2015). Zu bekannten Methoden des Stressabbaus zählen zum einen „Entspannungsinseln", sich Zeit für ein warmes Bad nehmen, für ein paar Minuten die Augen schließen und dabei die Arme hängen lassen, „Nein-Sagen" lernen und anwenden (auch auf Fernseher und Smartphone bezogen) oder Aktivitäten durchführen, die zu Entspannung führen (z.B. ein Buch lesen oder kochen). Zum anderen aber auch weitere anerkannte Methoden gegen Stress, wie Yoga, Atemübungen und autogenes Training (vgl. Huch & Jürgens, 2015). Wie genau aber sogenannte Coping-Strategien, zu denen letztere zählen, bei der Stressbewältigung angewandt werden und wie diese Strategien auch im Bereich des Leistungssports effektiv genutzt werden können, wird in „6. Coping-Strategien zur Stressbewältigung" genauer erklärt.

5. Leistungssport

Der Leistungssport unterscheidet sich insoweit vom Freizeitsport, Breitensport und Gesundheitssport, dass – wie der Name schon sagt – als Ziel eine hohe Leistungsfähigkeit beabsichtigt wird, um im Wettkampf die maximal höchste Leistung erbringen zu können. Dies setzt für den Leistungssportler ein beständiges Training voraus (vgl. Röthig et al., 2003). Das Verständnis von Leistungssport unterscheidet sich vom Freizeit- und Breitensport also nicht nur durch die Langfristigkeit und die Quantität des Trainings, sondern ebenfalls auch durch ein qualitativ hochwertiges Training. Die gesamte Entwicklung des Lebenslaufs wird somit über Jahre hinweg auf den Leistungssport hin ausgerichtet und angepasst. Aus dem Erreichen eines gewissen sportlichen Niveaus resultiert die Ausrichtung des Lebens des Leistungssportlers auf das Erlangen von sportlichen Höchstleistungen (vgl. Wippert, 2002).

6. Coping-Strategien zur Stressbewältigung

Das Coping ist ein Begriff, der gerne für Bewältigungsstrategien zum Umgang mit Stressoren verwendet wird und auch in der Sportpsychologie ein gängiger Begriff ist (vgl. Alfermann & Stoll, 2017). Bei den Coping-Strategien handelt es sich um Techniken, mit deren Hilfe eine aktive, bewusste Entspannung durchgeführt wird. Zu diesen zählen unter anderem das autogene Training und die progressive Muskelrelaxation, welche später noch etwas näher erläutert werden. Laut Alfermann und Stoll (2017) sind diese Techniken gerade im Hochleistungssport kaum noch wegzudenken und werden dort von den Leistungssportlern unter Anleitung und in Zusammenarbeit mit Sportpsychologen durchgeführt und haben schon zu überraschenden positiven Ergebnissen geführt (vgl. Alfermann & Stoll, 2017). Ebenfalls gehören die als „naive Entspannungsverfahren" bekannten Techniken zu den Techniken, die Entspannung erzielen sollen. Diese sind jedoch keine wissenschaftlich fundierten Verfahren, sondern sie basieren auf der Aneignung durch Erfahrung (vgl. ebd.). Zu den naiven Entspannungsverfahren zählen dabei beispielsweise das tiefe Ein- und Ausatmen oder auch die Entspannung durch Musik (vgl. Syer & Connolly, 1993). Natürlich dienen all diese Techniken aber nicht nur der Reduktion von Stress, sondern ebenfalls dem Aufbau von Motivation und Willensstärke (vgl. Syer & Connolly, 1993; Alfermann & Stoll, 2017). Im Gegensatz zu den naiven Techniken ist beim Erlernen der progressiven Muskelrelaxation und des autogenen Trainings ein hohes Maß an regelmäßigem Training notwendig, damit ein Effekt, wie zum Beispiel die Senkung von Stress vor dem Wettkampf, erzielt werden kann. Dies soll nun in den nachfolgenden Abschnitten noch etwas näher erläutert werden.

6.1 Autogenes Training

Ursprünglich diente das autogene Training der Linderung von psychosomatischen Beschwerden. Es wurde bereits im Jahre 1932 von Schultz entwickelt, der sich dabei die Techniken der Autosuggestion zunutze machte (vgl. Neurologen und Psychiater im Netz). Das autogene Training basiert auf der Vorstellung von Wärme- und Schwereempfindungen (vgl. Alfermann & Stoll, 2017), was auch einen der Gründe darstellt, warum das Erlernen dieser Technik einiges an Übung benötigt und zudem am besten unter professioneller Anleitung erlernt werden sollte, denn nicht jede Person schafft es auf Anhieb, sich Empfindungen wie ein Wärme- oder Schweregefühl so intensiv vorzustellen. Nach Alfermann und Stoll (2017) sollte autogenes Training wie folgt durchgeführt werden: Die Dauer einer Trainingseinheit sollte in etwa 20-25 Minuten betragen. Diese Einheiten sollten mehrmals pro Woche durchgeführt werden. Bis die Technik jedoch wirklich sicher beherrscht wird, werden mehrere Wochen benötigt (ca. sechs bis acht Wochen bei regelmäßiger Durchführung). Zu beachten bei der Durchführung ist des Weiteren, dass das Training an einem möglichst störungsfreien Ort durchgeführt wird. Die Person sollte vor Beginn eine entspannte Haltung einnehmen. Hier schlagen die Autoren vor, sich einfach auf einer bequemen Unterlage auf den Rücken zu legen.

6.2 Progressive Muskelrelaxation

Genau wie auch schon das autogene Training diente auch die progressive Muskelrelaxation in erster Linie der Linderung von (durch Verspannungen im Körper verursachten) psychosomatischen Beschwerden. Der Unterschied zum autogenen Training liegt allerdings darin, dass bei der progressiven Muskelrelaxation gezielt bewusst Spannung und Entspannung einzelner Muskelgruppen des Körpers zu spüren sein sollen und der Schwerpunkt dementsprechend nicht wie bei dem zuvor genannten Verfahren auf der Autosuggestion liegt (vgl. Alfermann & Stoll, 2017). Das Erlernen der Technik der progressiven Muskelrelaxation ist um einiges leichter als beispielsweise die Anwendung von Entspannungstechniken, in der das Hauptaugenmerk auf Autosuggestion gelegt wird, da das intensive Vorstellen bestimmter Zustände wegfällt (vgl. ebd.). Um mithilfe des hier vorgestellten Entspannungsverfahrens in kurzer Zeit, beispielsweise kurz vor einem wichtigen Wettkampf, einen möglichst entspannten Zustand zu erreichen, schlagen Alfermann und Stoll (2017) hier folgende Vorgehensweise vor: Für eine Einheit sollten in etwa 20 bis 25 Minuten veranschlagt werden. Allerdings braucht auch hier das Erlernen der Technik einiges an Zeit. Nach ungefähr vier bis sechs Sitzungen von einer Dauer von 45 Minuten sollte die Technik sicher erlernt sein. Die Sitzungen sollten idealerweise zweimal pro Woche stattfinden. Für die Durchführung der Technik ist, wie bei der vorherigen Technik, eine ruhige Umgebung, die nach Möglichkeit keine Störungen zulässt, gewünscht. Die Technik sollte in einer entspannten Stellung, zum Beispiel im Liegen, durchgeführt werden. Nachdem eine entspannte Stellung eingenommen wurde, sollen die Augen geschlossen und ein paar Mal tief durchgeatmet werden. Danach erfolgt das Anspannen der rechten Unterarmmuskulatur. Diese Spannung sollte für etwa fünf Sekunden gehalten werden, bevor sie wieder aufgelöst wird. Nun sollte die Aufmerksamkeit auf den entspannten Zustand der rechten Unterarmmuskulatur gerichtet werden. Durch die Aufmerksamkeitslenkung auf genau diesen Bereich soll der Blutstrom durch die Muskulatur und das dadurch entstandene warme Gefühl gezielt wahrgenommen werden. Dieses Vorgehen wird insgesamt dreimal wiederholt. Anschließend soll die Person sich per Selbstinstruktion beruhigend zureden, indem sie zu sich selbst sagt: „Ich bin ganz ruhig und entspannt, mein Herz schlägt ruhig und gleichmäßig. Ich atme tief und ruhig." (Alfermann & Stoll 2017, S. 114). Die Spannungs-Entspannungs-Übungen werden dann über den rechten Oberarm, den linken Unterarm und Oberarm, danach über die rechten und linken Waden und Oberschenkel fortgesetzt und im Anschluss über eine Ganzkörperspannung und -entspannung abgeschlossen. Es ist dabei wichtig, dass sich zwischen den Phasen der Spannung und Entspannung immer wieder bewusst auf die entsprechenden Körperregionen konzentriert und für einen Moment dort verweilt wird. Auch die Selbstinstruktionen werden in jeder dieser Zwischenphasen wieder erneut durchgeführt. Dieses Entspannungsverfahren sollte idealerweise zwei- bis dreimal pro Woche durchgeführt werden. Natürlich dient es nicht nur der gezielten Entspannung unmittelbar vor Wettkämpfen, sondern kann gezielt in das Trainingsprogramm eines Sportlers integriert werden oder auch in jeder anderen Situation, in der man sich subjektiv gestresst fühlt, eingesetzt werden.

6.3   Naive Bewältigungsstrategien

Unter anderem gibt es jedoch auch noch die sogenannten „naiven Bewältigungsstrategien". Diese haben den Vorteil, dass sie im Gegensatz zu der progressiven Muskelrelaxation und dem autogenen Training auch unmittelbar vor oder während des Wettkampfs eingesetzt werden können und vermutlich dem Routine-Verhalten von (Leistungs-)Sportlern am nächsten kommen. Diese Strategien werden nach Alfermann und Stoll (2017) wie folgt verstanden: Naive Bewältigungsstrategien sind Strategien, die in vielen Fällen sehr wirksam sind und die im Prinzip jeder Mensch besitzt. Diese sind – im Unterschied zu den vorherigen Strategien – keinesfalls wissenschaftlich entwickelt und ausgetestete Stressbewältigungsstrategien, sondern Techniken, die tagtäglich und oft unbewusst angewendet werden. Die Aneignung dieser Techniken erfolgt durch bestimmte Erfahrungen, die die einzelne Person im Laufe ihres Lebens gemacht hat. Unbewusst sind diese oft, weil sie tagtäglich und fast schon automatisch angewendet werden. Die Autoren unterteilen die naiven Bewältigungsstrategien in personenorientierte und umweltorientierte Bewältigungsstrategien. Unter umweltorientierter Stressbewältigung wird demnach beispielsweise das Aufsuchen einer – je nachdem – stimulierenden oder beruhigenden Atmosphäre vor einem Wettkampf verstanden. Dadurch soll sofortige Veränderung der ablenkenden oder störenden Umweltbedingung erzielt werden. Im Vergleich dazu handelt bei den personenorientierten Stressbewältigungsstrategien der Sportler selbst. Dies geschieht etwa durch das aktive Abbauen einer inneren Anspannung in stressigen Wettkampfsituationen durch ein beruhigendes Selbstgespräch. Des Weiteren werden von den Autoren Alfermann und Stoll (2017) die personenorientierten Techniken in motorische und kognitive Techniken unterteilt. Die motorische Stressbewältigung bewegt sich auf der muskulären Ebene und wird als die Reduktion von Spannung durch Bewegungs- bzw. Entspannungsaktivität verstanden. Die kognitiven Bewältigungsstrategien sind in jeder Sportart von großer Bedeutung und bedienen sich – wie der Name schon sagt – der kognitiven Fähigkeiten des Menschen. Zu ihnen zählen beispielsweise Beruhigungs-, Motivations- und Ablenkungsstrategien. Ebenso zählen allerdings auch Selbstdarstellungstechniken (z. B. die Wahl bestimmter Kleidung) zu den Bewältigungsstrategien.

Nun ist es weit bekannt, dass Entspannungsverfahren erfolgreich in das sportpsychologische Training eingegliedert werden können und zur Reduktion von Stress und zur Leistungsoptimierung führen können. Sie verbessern die kognitive Leistungsfähigkeit, indem sie die Informationsaufnahme und -verarbeitung optimieren (vgl. Alfermann & Stoll, 2017). Jedoch stellt sich die Frage, ob dies die einzigen Techniken sind, die zur Stressreduktion und Leistungsoptimierung von (Leistungs-)Sportlern angewendet werden? Zu Beginn wurden die Begriffe „Routine" und „Rituale" kurz definiert. Wie diese Gewohnheiten im Leistungssport zielgerichtet zur Leistungsoptimierung bzw. Stressreduktion von einzelnen Sportlern angewendet werden, soll im weiteren Verlauf dieser Hausarbeit am Beispiel des Basketballspielers Stephen Curry noch näher erläutert werden.

7. Routine

Routinen sind nach Thomas Schack (2004, S. 322) „Handlungsmuster, die die optimale Ausführung einer Technik vorbereiten, begleiten und nach der Technikausführung ein Umschalten auf die neue Spielsituation ermöglichen". Ziel solcher Handlungsmuster ist eine Verbesserung und Optimierung der Prozessregulation. Routinen beinhalten stabile und variable Elemente und sie enthalten Leerstellen, die der/die Spieler/in individuell nutzen kann (beispielsweise durch bereits bestehende eigene Mini-Routinen). Stabile Elemente sind zum Beispiel der Weg zur Grundlinie oder das vierfache Prellen eines Balles vor dem Aufschlag im Volleyball. Variabel ist hierbei die Wiederholung der Prellsequenz. Diese kann auf den Spieler abgestimmt sein, je nachdem wie viel Zeit dieser braucht, um sich optimal auf die Technik einzustellen. Routinen sind laut Schack „flexibel, aber stellenweise hochautomatisierte Verhaltensmuster, die dem Sportler/der Sportlerin insbesondere in kritischen und hochsensiblen Situationen einen Rahmen zur Verfügung stellen, in dem die optimale Ausführung der Technik vorbereit wird" (Schack, 2004, S. 323).

8. Warm-Up Routinen im Leistungssport

Dies kann zum Beispiel am Sprungaufschlag im Volleyball ansehnlich erklärt werden. Der Weg von der Ballaufnahme oder nach dem Einwechseln hin zur Grundlinie bietet Möglichkeiten für den Einsatz von Routinen. Der/die Spieler/in kann gezielt Atem- oder mentale Techniken einsetzen, um sich zu entspannen (vgl. Schack, 2004, S. 322). Dadurch wird die bestmögliche Technikausführung vorbereitet. Die Prozessregulation wird durch das Anvisieren des gegnerischen Feldes begonnen. Es wird eine Trefferposition im gegnerischen Feld angezielt (eventuell mit Hilfe des Assistenztrainers durch Anzeigen) und die Ausführung des Aufschlages wird mental durchgespielt. Der Volleyball wird beispielsweise drei Mal geprellt als Möglichkeit für individualisierte Routinen, dann wird die Technik ausgeführt und die Selbstinstruktion eingesetzt (Ball hochwerfen, Abspringen, Ball hoch anschlagen). Routinen wie diese bilden ein Konstrukt, in dem kognitive und emotionale Leistungskomponenten optimal auf die individuelle Situation und den Spielablauf eingestellt sind (vgl. Schack, 2004, S. 322). Währenddessen werden technikrelevante Prozesse ausgelöst und Aufmerksamkeit fokussiert. Nach Schack (2004) bleiben Möglichkeiten im Spiel, um Routinen einzusetzen, wie zum Beispiel der Weg zur Grundlinie, weitgehend ungenutzt. Dabei nehmen Routinen im Leistungssport eine immer größere Rolle ein. Untersuchung aus dem Golf haben gezeigt, dass eine gezielte Entwicklung von Routinen einen enormen Leistungszuwachs bewirken kann. Routinen werden, wenn korrekt eingesetzt, zu einem integrierten automatischen Bestandteil der Leistungsfähigkeit (vgl. Schack, 2004, S. 323).

Eine Routine im Basketball ist zum Beispiel der Gang zur Freiwurflinie und exaktes viermaliges Dribbeln des Balles, bevor der/die Spieler/in zum Wurf ansetzt. Der deutsche NBA-Spieler Dirk Nowitzki singt oder summt gerne David Hasselhoff's „Looking for Freedom" an der Freiwurflinie zur Entspannung (vgl. Gretz, 2017). Diese Melodie ist durch zahlreiche Wiederholungen im Training und im Spiel mit der darauffolgenden Freiwurftechnik verknüpft. Dies führt zu einer stabileren und leichteren Ausführung der Technik. Nach Gretz (2017) beeinflussen Routinen die Emotionen von Sportlern. Beispielsweise, wenn ein/e Spieler/in sich vor dem Spiel in die Hände klatscht und sich die Schuhe abwischt, steckt vermutlich die Absicht dahinter mit hohem Energielevel (Fokus und Einsatz) ins Spiel zu starten. Routinen haben einen Einfluss auf Emotionen in Spielsituationen, besonders beim Freiwurf im Basketball. Hier kann der/die Spieler/in durch ein gewohntes Ritual ein

Gefühl der Kontrolle über die Situation erlangen. Vor allem in unsicheren und aufregenden Situationen können Rituale bei der Nervositätsregulation helfen. Jedoch nur, wenn das Ritual schon Monate oder Jahre lang antrainiert ist (vgl. Cotterill, 2010). Zudem muss das Ritual mit positiven Situationen verknüpft sein, um ein die positiv emotionale Reaktion hervorzubringen. Wenn ein Ritual zum Beispiel nur vor aufregenden, schwierigen Freiwürfen unter Druck durchgeführt wird, kann es sogar negativ wirken und mehr Nervosität herbeiführen. In der Sportpsychologie werden Rituale und Routinen oft in Zusammenhang mit Entspannungsverfahren trainiert, bevor das Ritual ins Training integriert wird (vgl. Schippers & Van Lange, 2006). Das Trainieren von Ritualen und Routinen macht Sinn, sofern es korrekt eingesetzt wird. Manche Sportler sind beispielsweise sehr gläubig oder schwören auf einen Talisman, der wie ein medizinisches Placebo unbewusst wirken kann. Für andere Sportler mit hoher Selbstwirksamkeitserwartung, also hoher eigener Kontrolle über die Situation, sind Rituale eher ungeeignet für Situationen die unkontrollierbar erscheinen (vgl. Gretz, 2017).

9. Beispiel Stephen Curry

Wardell Stephen „Steph" Curry II ist ein professioneller Basketballspieler der Golden State Warriors in den USA und gilt als einer der besten Dreipunktewerfer aller Zeiten. In der Saison 2014/15 sowie 2015/16 wurde er zum MVP, dem wertvollsten Spieler der Liga gewählt. Zudem stand er mit den Golden State Warriors von 2015 bis 2019 fünf Mal in den NBA Finals, von welchen sie drei Meisterschaften (2015, 2017, 2018) gewinnen konnten (vgl. ESPN Player Statistics, 2019). Curry hält den NBA-Rekord für die meisten Dreier in einer Saison mit 402 getroffenen Würfen. Mit einer Wurfquote von 50,5 Prozent aus dem Feld, 45,4 Prozent von der Dreipunktelinie und 90,9 Prozent Freiwurfquote ist er zudem Mitglied des elitären 50-40-90-Klub, wobei Curry der erste Spieler ist, der dabei über 30 Punkte pro Spiel erzielte (vgl. ESPN Player Statistics, 2019). Durch Currys spektakulären Spielstil und seine vielen Dreipunktewürfe ist er einer der beliebtesten Spieler in der NBA. Seine Fans kommen sogar früher in die Hallen, um ihn beim aufwärmen zu sehen (vgl. National Basketball Association, 2016). Sogar bei Auswärtsspielen sind teilweise mehr Fans in der Halle um Curry zu sehen, anstatt Spieler des Heimteams. Lokale TV-Sender übertragen bereits vor Spielbeginn das die Warm-Up Routine von dem Spieler der Golden State Warriors (vgl. Haynes, 2018).

Stephen Curry benötigt 0,4 Sekunden um seinen Wurf abzuschließen. Zum Vergleich der durchschnittliche NBA-Spieler benötigt 0,6 Sekunden für einen Wurf, das menschliche Auge braucht 0,3 Sekunden zu zwinkern (Fleming, 2014). Was Curry zu so einem besonderen Spieler macht ist seine

Fähigkeit Bewegungen des Verteidigers zu antizipieren und mit schnellen Dribble-Bewegungen und einem schnellen, sauberen Wurf erfolgreich zu punkten. „Everyone else reacts, Curry anticipates & reads, brilliantly" behauptet der ESPN NBA Analyst David Thorpe. Curry sei einer der Besten in der NBA, wenn es darum geht eine Gelegenheit im Spiel zu erkennen, wo keine sein sollte. Laut Thorpe spiele es keine Rolle, wie gut der Wurf eines Spielers oder dessen Wurfmechanik ist, wenn dieser sich nicht freilaufen kann. Genau diese Fähigkeit hat Stephen Curry perfektioniert (vgl. Fleming, 2014). Es stellt sich die Frage, wie und ob Stephen Currys Warm-Up Routine zu seinem Erfolg beiträgt.

Currys Aufwärmroutine dauert ca. 20 Minuten, in denen er sich durch spezielle Würfe und Dribbling-Übungen auf das Spiel vorbereitet. Tim Kawakami, ein Sportjournalist der Bay Area News Group sagt Curry nehme spezielle Würfe, um ein Gefühl für das Spiel und den „touch" für den Basketball zu bekommen. Dahinter steckt keine Wissenschaft, sondern es geht darum, ein positives Gefühl vor dem Spiel zu bekommen und die Kreativität auf dem Spielfeld zu steigern (vgl. Golden State Warriors, 2015). Zu Beginn des Warm-Ups werden Dribbling-Übungen durchgeführt und danach folgen verschieden Würfe und Spielsituationen gegen einen Verteidiger. Curry selbst sagt dazu:

> "My workouts now are a lot different. I just wanted to keep things fresh. Test yourself, get outside the box a little bit. For me just trying to duplicate how I prepare for each game so that you get in-sync and you start to get a rhythm. Get loose, get the blood flowing. Train your body and go with that speed so you can rely on that when the lights turn on and the game starts." (National Basketball Association, 2016)

Sobald er das Feld betritt geht es hauptsächlich um Fokus, um pure Konzentration. Steph Curry versucht Spielsituationen zu replizieren und sich dementsprechend aufzuwärmen. Er nimmt Würfe, die so auch im Spiel vorkommen könnten. Zu Beginn des Warm-Ups kommt er mit einem übergezogenen Kapuzenpullover aufs Feld und dribbelt er mit zwei Bällen gleichzeitig (auch Curry-Drill genannt). Nach einem Dribbling zwischen den Beinen folgt ein Dribbling hinter dem Rücken und der Pass zurück zum Trainer. Damit versucht Curry ein Gefühl für den Ball zu entwickeln, einen „sense" für den Basketball zu bekommen (vgl. Golden State Warriors, 2019). Des Weiteren fokussiert sich Curry auf seine Hand-Auge-Koordination während er sein Dribbling generell verbessert (vgl. Hemmingway, 2019). Die ständige Wiederholung derselben Dribbling-Bewegungen haben dafür gesorgt, dass Steph Curry einen der besten Crossover (Richtungswechsel) in der NBA besitzt. Anschließend werden verschiedene Unterhandkorbleger und Floater in der Nähe der Zone durchgeführt. Curry startet mit einfachen Würfen in Korbnähe, um zu sehen wie der Ball in den Korb fällt, was ihm ein positives Gefühl gibt. Zuerst wirft er mit der linken Hand, nach fünf erfolgreichen

Würfen wechselt er zur rechten Hand (vgl. Hemmingway, 2019). Daraufhin folgen verschiedene Wurfübungen. Curry nimmt Würfe aus dem Catch-and-Shoot sowie aus Dribbling-Bewegungen und aus dem Lauf. Es werden Spielsituationen simuliert, indem der Profibasketballer Würfe aus dem Stand aber auch aus voller Geschwindigkeit mit einem Sprungstopp nimmt. Dabei startet Curry mit Würfen innerhalb der Dreipunktelinie, um nach ein paar erfolgreichen Würfen hinter die Dreierlinie zu treten (vgl. Hemmingway, 2019). Der NBA-Spieler übt sogar Würfe ein bis zwei Meter hinter der Dreierlinie. Laut ESPN Journalist Chris Haynes (2018) ist nichts Routine an Currys Warm-Up Routine. Er nimmt Würfe aus unterschiedlichen Positionen und Dribble-Bewegungen und sogar Versuche von der Mittellinie, je nachdem wie er sich fühlt (Haynes, 2018). Abschließend folgen Eins-gegen-Eins Situationen, in denen Curry sogenannte Fadeaway-Würfe im Rückwärtsfallen gegen den Trainer nimmt. Dies sind teilweise unorthodoxe Situationen, in denen Curry zum Beispiel mit dem Ball zum Rücken zum Korb startet, während der Trainer (in diesem Fall der Verteidiger) sich auf Curry lehnt. So soll eine extreme Verteidigungssituation simuliert werden (vgl. Golden State Warriors, 2015). Zuletzt nimmt der NBA-Spieler bis zu fünf Würfe aus dem Tunnel („40-foot attempts"), dem Spieleingang zur Arena, und gibt Autogramme für Fans (vgl. Hemmingway, 2019) Bei Heimspielen bekommt Curry den Pass für den letzten Wurfversuch aus dem Tunnel vom 65-jährigen Sicherheitsbeamten Curtis Jones. Als ein anderer Sicherheitsbeamter Curry den Ball zuspielte, passte er ihn erst zu Jones um die Chemie aufrecht zu erhalten. Die zwei sind ein eingespieltes Team und beenden Currys Routine mit diesem ungewöhnlichen Wurf (vgl. Haynes, 2019). Laut eigener Angabe nimmt Curry insgesamt ca. 105-110 Würfe bevor Spielbeginn, von denen er schätzungsweise 60-70 Würfe trifft.

Insgesamt versucht Steph Curry Würfe zu trainieren und zu üben, die so auch im tatsächlichen Spiel vorkommen. Beim Training wird herumgealbert und Spaß gehört sichtlich dazu. Das dient zusammen mit dem Wurftraining dazu, ein positives Gefühl und Einstellung vor dem Spiel zu bekommen. Bruce Faser, Personal Coach der Warriors, erklärt die Routine folgendermaßen "You might see us laughing from time to time [...] Other players are more intense; he likes to keep it loose" (Haynes, 2019). Für Curry ist es wichtig locker zu bleiben und nicht zu verkrampft in ein Spiel zu gehen. Außerdem werden bei der Warm-Up-Routine die Muskeln erwärmt und der Spieler wird auf das Spiel vorbereitet. Die ständige Wiederholung und Durchführung des Trainings führen dazu, dass sich Bewegungsabläufe festigen und Konstanz in die Wurfbewegung kommt (Muscle Memory), die dann im Spiel in einer extremen Wettkampfsituation abgerufen werden kann.

Hemmingway (2014) schreibt dazu:

„[…] Curry seamlessly transfers the kinetic energy from his coiled lower body, first to the vertical portion of his shot and then to the levers (arm wrist and fingers) that control the force and trajectory of the ball. The more economical his movement, the more efficient and accurate his shot. But perfect mechanics aren't enough. They must be so ingrained in his muscle memory that his motion can be flawlessly repeated in nearly all circumstances"

Diese Aussage unterstreicht wie wichtig dauerhaftes Training und eine ständige Wiederholung derselben Bewegung im Basketball ist. Daher ist Currys Warm-Up Routine ein unverzichtbarer Teil seines Trainings und Grundbaustein für seinen Erfolg in der NBA. Es gibt viele gute Dreierschützen in der NBA, aber nur wenige die wie Curry jahrelang konstant hohe Wurfquoten bei einem hohen Punktedurchschnitt erzielen können. Curry selbst behauptet der Trick sei es, auf den Platz zu treten und alles zu vergessen. Man müsse sich auf den Fakt verlassen, dass man harte Arbeit investiert hat, um Muscle Memory zu erschaffen, auf welche man sich in den entscheidenden Momenten verlässt. „The reason you practise and work on it so much is so that during the game your instincts take over to a point where it feels weird if you don't do it the right way" sagt Curry selbst (vgl .Fleming, 2019). Dies bedeutet, das Training zwar ein sehr wichtiger Bestandteil ist, aber dass Sportler sich auch auf ihren Körper in Drucksituation verlassen können müssen, um erfolgreich zu sein. Zudem sagt Stephen Silas, ehemaliger Assistenztrainer der Golden State Warriors, dass er die Pre-Game Routine so konstruiert hat, um Curry locker zu machen und sein Ballhandling zu verbessern. Curry hat diese Routine dann selbständig weiterentwickelt, angepasst und verbessert (vgl. Hanyes 2019).

10. Leistungssteigerung und Stressabbau durch Routinen

Untersuchungen in den USA und Kanada haben ergeben, dass technikbezogene Routinen ein wesentlicher Faktor für die Stabilisierung von Stressregulation und motorischer Ansteuerung sind. Solche Routinen bilden nach Schack und Velentzas (2008, S. 231) „einen Rahmen, in dem sowohl emotionale als auch kognitive und motivationale Leistungskomponenten optimal auf den aktuellen Spielverlauf und die individuelle Situation abgestimmt werden". Dazu werden technikrelevante Aktionen ausgelöst und die Aufmerksamkeit fokussiert. Das bedeutet, dass Routinen bei richtiger Durchführung Spieler/innen optimal auf eine Spielsituation vorbereiten und diese dadurch mental und physisch unterstützend wirken. Untersuchungen im Golf haben gezeigt, dass je höher die Expertise ist, desto wichtiger werden Routinen. Leistungszuwächse konnten durch eine geplante Nutzung von Routinen erzielt werden (vgl. Schack & Velentzas, 2008, S. 231). Bei regelmäßigem kontinuierlichem Einsatz von Routinen werden diese automatisch Bestandteil der Leistungsfähigkeit. Wenn Routinen jedoch experimentell gestört werden, sinkt die Leistung der Experten stark ab (vgl

Schack et al., 2005). Eine Studie von Schlack und Velentza (2008) in den Sportarten Volleyball und Kunstturnen zeigt, dass die Integration und systematische Ausführung von Routinen ein Hauptbestandteil für die Optimierung und Stabilisierung von Bewegungsabläufen sind. Alle Teilnehmer/innen konnten durch eine verstärkte Nutzung von Routinen ihre Leistung steigern. Dabei wurden verschieden Routinetools (wie SDA-Routinen und Routinefragebögen) verwendet, welche den Autoren zufolge weiterverwendet und entwickelt werden sollten, da diese direkte und genaue Einblicke in die Routinestruktur liefern. Zudem können individuelle Tendenzen und Vorlieben der Athleten in Bezug auf Routinen berücksichtigt werden (vgl. Schack & Velentza, 2008). Durch eine professionelle Analyse von Routinen kann die Arbeit von Sportpsychologen, Trainern und Betreuern erleichtert werden. Die Erfolge der Sportler/innen beim Kunstturnen und bei der Volleyball-Junioren-Nationalmannschaft zeigen, dass Routinentraining der entscheidende Unterschied im Leistungssport ausmachen kann (vgl. Schack & Velentza, 2008).

Des Weiteren konnte Schack (2005) in einer Studie nachweisen, dass Wettkampfroutinen geeignet sind, um spezifische und wesentliche Leistungsressourcen zu erschließen. Er untersuchte die Junioren-Nationalmannschaft der Frauen im Leistungsvolleyball und analysierte deren Routinen. Für die Entwicklung von Routinen konnte er vier grundlegende Schritte bestimmen: Der erste Punkte ist das *a) Schaffen mentaler Rahmenbedingungen* (vgl. Schack, 2004, S. 325). Es ist wichtig mentale Rahmenbedingungen (frames) zu kreieren, welche eine „optimale Aktivierung aufgabenorientierter physiologischer und motorischer Technikmuster erlaubt" (Schack, 2004, S. 325). Darunter fällt beispielsweise das Ziel der Bewegung, automatisierte Handlungsmuster und mentale Tools, die diese Muster auslösen. Der zweite Punkt ist die *b) Entwicklung mentaler Mittel für die Kontrolle in kritischen Situationen*, auch *Basisregulation* genannt. Dazu gehören Cue-Words oder Selbstinstruktionen, welche Athleten unterstützen, in kritischen Situation stabil zu bleiben und sich auf die Aufgabe zu konzentrieren. Im Volleyball werden solche Schlüsselreize zum Beispiel auf dem Weg zur Grundlinie beim Aufschlag eingesetzt. Der dritte Punkt ist der *c) Einsatz von mentalen Mitteln, um die Technik motorisch anzusteuern*, also die *Prozessregulation*. Hierbei stehen technikbegleitende Selbstinstruktionen im Vordergrund. Darunter versteht man Kommandos, die Athleten mental durchgehen, um sich einen Bewegungsablauf ins Gedächtnis zu rufen (vgl. Schack, 2004, S. 325). Ein Beispiel dafür ist der Sprungaufschlug, bei dem die Selbstinstruktuionen „High!" (Ball hochwerfen), „Jump!" (stabiler Absprung zum Sprungaufschlag) und erneut „High!" (Ball hoch anschlagen) ausgeführt werden. Der vierte und letzte Punkt ist *d) Aufbau einer kompletten Routine, die sich aus verschiedenen Elementen (routine tools) zusammensetzt*. Darunter versteht man die komplette Routine als Handlungs- und Verhaltensrahmen, der aus stabilen und variablen Elementen besteht.

Teile dieser Routine sind mit sogenannten mental tools verknüpft. Beispielsweise wird beim Volleyball das Laufen zur Grundlinie mit mentalen Cues zur Aufmerksamkeitskontrolle verbunden. Der/die Athlet/in leitet den nächsten Schritt (Ball hochwerfen) ein und stellt sich dabei mental einen optimalen Sprungaufschlag vor. Mit weiteren Selbstinstruktionen (zum Beispiel „Der Ball sitzt!") wird der Aufschlag ausgeführt. Zudem sind post-performance Routinen integriert sowie das direkt folgende Umschalten auf das Spiel (auch nach einem misslungenen Aufschlag) (vgl. Schack, 2004, S. 326). Dies ist ein Beispiel dafür, wie Wettkampf-Routinen im Leistungssport eingesetzt werden können, um Leistungen zu optimieren. Jedoch müssen Routinen zusammen mit dem Trainer einstudiert werden und oft wiederholt werden, damit die gewünschten Resultate erzielt werden.

11. Fazit

Diese Hausarbeit soll zeigen, wie durch Routinen im Leistungssport Stress abgebaut und Leistung gesteigert werden kann. Es existieren verschiedenen Coping-Strategien um Stress abzubauen wie autogenes Training oder progressive Muskelrelaxation. Beide Techniken müssen über mehrere Wochen hinweg praktiziert und antrainiert werden, damit diese effektiv und förderlich für Athleten/Athletinnen sind. Zudem konnte nachgewiesen werden, dass Routinen leistungssteigernd und zum Stressabbau eingesetzt werden können (vgl. Schack, 2004, S. 326). Im Idealfall trainieren Leistungssportler unter Aufsicht von Sportpsychologen oder Trainern, um eine individuelle Routine zu entwickeln, die sowohl zur Technikumsetzung als auch zur mentalen Unterstützung dient.

Es ist wichtig, dass Routinen auf den/die Leistungssportler/in angepasst sind und nicht nur von anderen Sportlern übernommen und repliziert werden. Jeder Leistungssportler trainiert und agiert im Wettkampf anders, insofern muss die Routine immer individuell angepasst sein. Anschaulich wurde dies am Beispiel des Spitzensportlers Stephen Curry erklärt. Dieser entwickelte mit seinem Assistenztrainer Stephen Silas seine Routine, in der Curry sich selbst wohl fühlt aber auch die Technik immer wieder wiederholt und so verbessert. Die Routine beinhaltet stabile Elemente wie das Dribbling und die Korblegervarianten, zugleich aber auch variable Elemente wie die Würfe aus verschiedenen Positionen und immer wieder neue Übungen. Während der Routine ist Curry der Spaß am Basketball sichtlich anzumerken, sei es durch Scherzen am Spielfeldrand oder Würfe vom Tunnel oder Mittellinie. Dadurch schafft es der NBA-Spieler es, eine Lockerheit vor dem Spiel zu generieren und gleichzeitig seinen Körper optimal auf das nachfolgende Spiel vorzubereiten. Genauso sollten Routinen im Leistungssport praktiziert werden.

Quellenangaben

Alfermann, D. & Stoll, O. (2017). Sportpsychologie. Ein Lehrbuch in 12 Lektionen (5. Überarbeitete Auflage). Aachen: Meyer & Meyer Verlag.

Cotterill, S. (2010). Pre-performance routines in sport: Current understanding and future directions. International review of sport and exercise psychology, 3(2), S. 132-153.

Fessel, D. (2015). Gesundheit und Krankheit. In: Huch, R. und Jürgens, K.D. (Hrsg.). *Mensch Körper Krankheiten* (7. Auflage). München: Urban & Fischer, S. 62.

Fessel, D. (2015). Psyche und psychische Erkrankungen. In: Huch, R. und Jürgens, K.D. (Hrsg.). Mensch Körper Krankheiten (7. Auflage). München: Urban & Fischer, S. 207.

Leonhardt, J. (2016). Stressmanagement. Mit weniger Druck mehr erreichen. Weinheim: Beltz Verlagsgruppe.

Röthig, P., Prohl, R., Carl, K., Kayser, D., Krüger, M., & Scheid, V. (2003). Sportwissenschaftliches Lexikon (7., völlig neu bearb.). Schorndorf: Hofmann.

Schack, T. (2004). Stabilisierung der mentalen und motorischen Techniksteuerung in kritischen Situationen des Spitzensports. Systematische Entwicklung leistungsfördernder Routinen. In: BISp-Jahrbuch 2004. S. 321.-328.

Schack, T., Whitmarsh, B., Pike, R. & Redden, C. (2005). Routines. In J. Taylor & G. Wilson (Eds.), Applying Sport Psychology: Four Perspectives. S. 137-150. Champaign, IL: Human Kinetics.

Schack, T. & Velentzas, K. (2008). Wettkampfroutinen im Spitzensport – Studien in Einzel- und Mannschaftssportarten. In: BISp-Jahrbuch – Forschungsförderung 2007/08. S. 231-234.

Schippers, M., & Van Lange, P. (2006). The Psychological Benefits of Superstitious Rituals in Top Sport: A Study Among Top Sportspersons1. Journal of Applied Social Psychology, 36(10), S. 2532-2553.

Syer, J. & Connolly, C. (1993). Psychotraining für Sportler. Reinbeck: Rowohlt Taschenbuch Verlag GmbH.

Wippert, P.-M. (2002): Karriereverlust und Krise. Reihe Junge Sportwissenschaft Bd. 1, Schorndorf: Verlag Karl Hofmann.

Zapf, D. & Semmer, N. K. (2004). Stress und Gesundheit in Organisationen. In: H. Schuler (Hrsg.). Enzyklopädie der Psychologie, Themenbereich D, Serie III, Band 3 Organisationspsychologie (2. Auflage). Göttingen: Hogrefe, S. 1007-1112.

Internetquellen:

Dudenredaktion (o. J.): „Ritual" auf Duden online. URL: https://www.duden.de/rechtschreibung/Ritual (Abrufdatum: 21.07.2019)

Dudenredaktion (o. J.): „Routine" auf Duden online. URL: https://www.duden.de/rechtschreibung/Routine (Abrufdatum: 21.07.2019)

ESPN Player Statistics (2019). NBA Player Statistics. Stephen Curry. URL: https://www.espn.com/nba/player/stats/_/id/3975/stephen-curry (Abrufdatum: 13.08.2019)

Fleming, D. (2014). How Stephen Curry is reinventing shooting before our eyes. ESPN the Magazine. URL: http://espn.go.com/nba/story/_/id/1 0703246/golden-state-warriors-stephen-curry-reinventing-shooting-espn-magazine (Abrufdatum: 12.08.2019)

Golden State Warriors (2015). Stephen Curry's Pregame Routine. URL: https://www.youtube.com/watch?v=90dLrbZVy20 (Abrufdatum: 12.08.2019)

Gretz, M. (2017). Rituale im Basketball. Die Sportpsychologen. Wissenstransfer. Transparenz. Vernetzung. URL: https://www.die-sportpsychologen.de/2017/04/03/markus-gretz-rituale-im-basketball/# (Abrufdatum: 14.08.2019)

Haynes, C. (2018). Steph Curry's pregame show is anything but routine. ESPN Online. URL: https://www.espn.com/nba/story/_/id/22215844/steph-curry-pregame-show-anything-routine (Abrufdatum: 13.08.2019)

Hemingway, J. (2019). Steph Curry's Pregame Routine Will Shock You. Sportscasting. URL: https://www.sportscasting.com/nba/steph-currys-pregame-routine-will-shock-you/ (Abrufdatum 12.08.2019)

National Basketball Association (2016). Stephen Curry – Pregame Routine. URL: https://www.youtube.com/watch?v=lerR71-RUbg (Abrufdatum: 12.08.2019)

Neurologen und Psychiater im Netz: Entspannungsverfahren: Autogenes Training. URL: https://www.neurologen-und-psychiater-im-netz.org/psychiatrie-psychosomatik-psychotherapie/therapie/entspannungsverfahren/autogenes-training/ (Abrufdatum: 16.07.2019).

Stangl, W. (2019). Ritual. Lexikon für Psychologie und Pädagogik. URL: https://lexikon.stangl.eu/18053/ritual/ (Abrufdatum: 21.07.2019).

BEI GRIN MACHT SICH IHR
WISSEN BEZAHLT

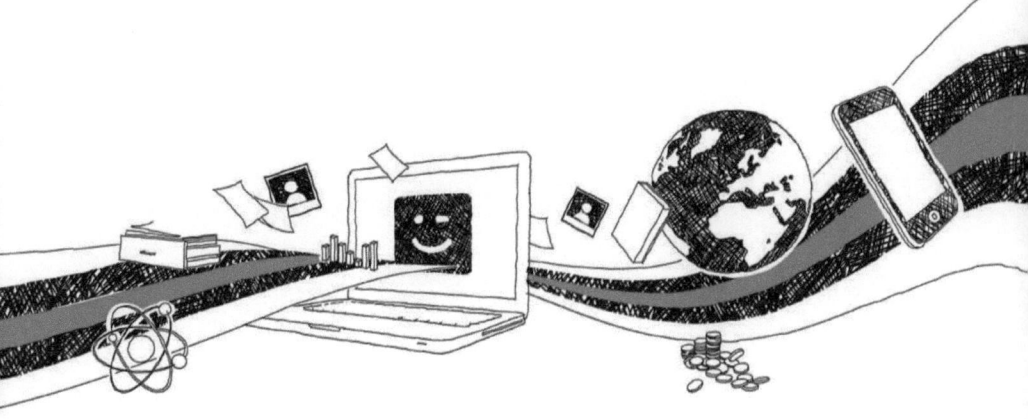

- Wir veröffentlichen Ihre Hausarbeit,
  Bachelor- und Masterarbeit

- Ihr eigenes eBook und Buch -
  weltweit in allen wichtigen Shops

- Verdienen Sie an jedem Verkauf

Jetzt bei www.GRIN.com hochladen
und kostenlos publizieren

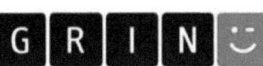